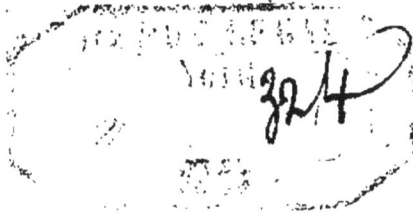

FORMULAIRE

PHARMACEUTIQUE.

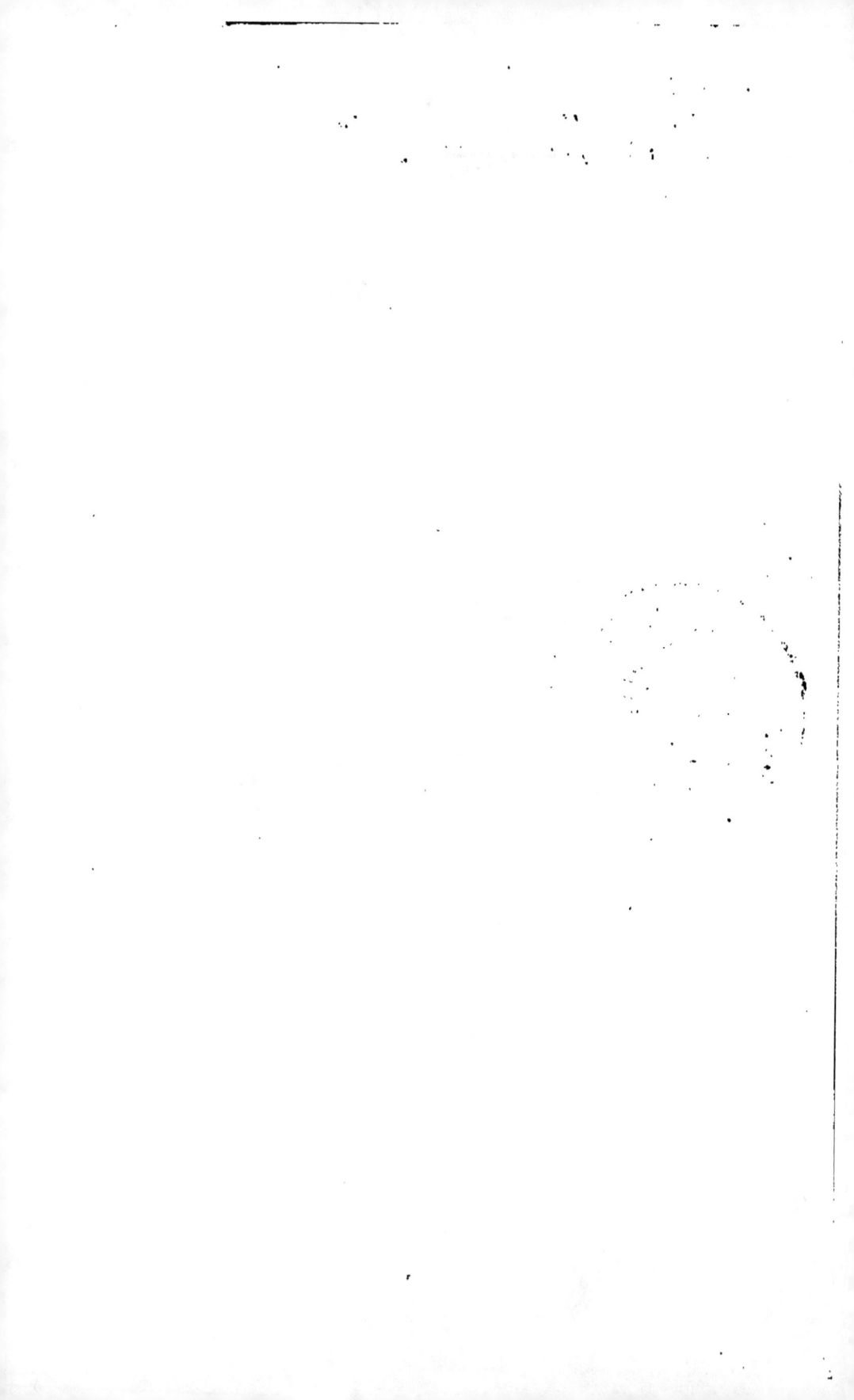

BUREAU DE BIENFAISANCE.

FORMULAIRE

PHARMACEUTIQUE,

A L'USAGE

DES BUREAUX DE CHARITÉ

DE LA

VILLE DE LILLE.

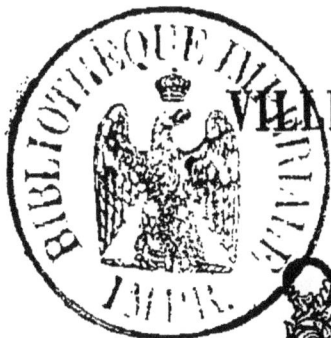

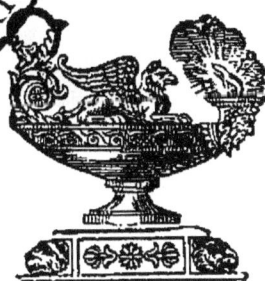

WAZEMMES ,

HOREMANS , IMPRIMEUR - LIBRAIRE.

1856.

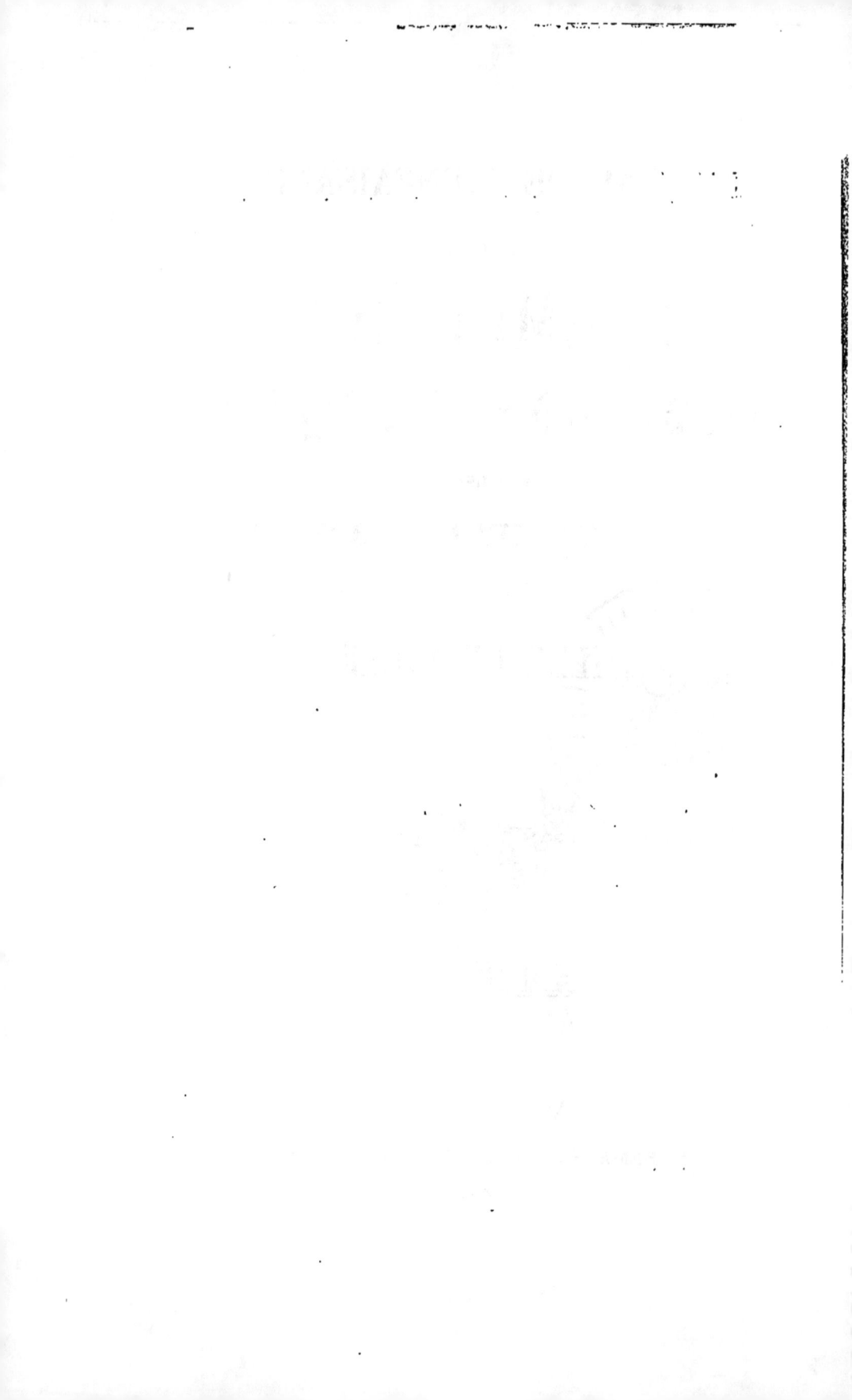

FORMULAIRE PHARMACEUTIQUE

A L'USAGE

Des Bureaux de Charité

DE

LA VILLE DE LILLE.

Pour améliorer le service médical des pauvres, l'administration du Bureau de Bienfaisance a créé deux pharmacies spéciales dans lesquelles les médicaments, d'une qualité irréprochable, sont préparés de la même manière pour tous les malades de la ville. Cette création a déjà porté ses fruits et a été appréciée comme elle le méritait; mais il était nécessaire de donner aux prescriptions médicales plus d'homogénéité, afin de simplifier la comptabilité et les approvisionnements et de rendre plus facile le travail de MM. les pharmaciens.

Le formulaire de 1830, à l'usage des hospices et des bureaux de charité de Lille, est aujourd'hui insuffisant. Depuis cette époque, des médicaments d'une efficacité constatée ont été introduits dans la matière médicale ; les préparations officinales et magistrales ont reçu des modifications, ou sont différemment composées. Il était nécessaire d'établir un nouveau code qui, profitant des progrès de la science, fût approprié aux besoins du service spécial des pauvres. Dans ce but une commission a été nommée : elle était composée de MM. les docteurs Cazeneuve, président, Brissez, Brequin, Pucelle, Capelle, Boulanger et Binaut, secrétaire. Cette commission a préparé un travail qui a été discuté ensuite entre MM. les médecins du service de charité, dans la séance du Bureau de bienfaisance du 5 septembre.

Ce formulaire présente trois grandes divisions. La première comprend la nomenclature des médicaments simples, des médicaments composés et des composé chimiques qui peuvent être employés dans le service.

La deuxième a pour titre médicaments officinaux. On a indiqué la composition de ces médicaments afin que MM les médecins puissent avoir sous les yeux, quand ils le désireront, la dose des substances composant ces médicaments. On a fait pour cela de nombreux emprunts au codex, au traité récent de pharmacie de M. Soubeiran et à la pharmacopée des hôpitaux militaires.

Il est expressément recommandé aux pharmaciens de se conformer au formulaire pour les médicaments officinaux, ou au traité de Soubeiran, quand la composition n'est pas indiquée ; et aux médecins de ne jamais exiger que ces médicaments varient dans les proportions relatives à leurs divers éléments, cette composition devant servir de base à la comptabilité et d'ailleurs pouvant en varier les doses dans les prescriptions magistrales.

Les prescriptions magistrales forment la troisième partie du formulaire. Elles sont assez nombreuses et assez variées pour répondre aux exigences d'un grand service. Chaque formule renferme le nombre et la quantité des substances qui doivent la composer ; il n'y aura donc qu'à prescrire *collyre opiacé, collutoire hydrochlorique, pommade iodurée, potion émétisée, etc.*, et l'on aura un médicament composé d'après les règles de l'art et aux doses habituellement prescrites pour les adultes. Il sera aisé de les approprier à toutes les maladies, aux divers âges, aux diverses constitutions, en prescrivant une demie, un quart, un huitième de potion, ou bien. *par addition*, en augmentant la dose de la substance active.

Les formules relatives aux pilules indiquent les doses d'une pilule. MM. les médecins auront seulement à désigner le nombre qu'ils veulent prescrire.

Les substances qui servent à composer les diverses tisanes pourront être données au malade, qui se chargera de les faire lui-même.

L'acool, les sirops, le miel et les huiles d'amandes ou d'olives, ne seront jamais délivrés aux malades sans mélange.

L'administration a mis à la disposition de MM. les médecins, les préparations variées d'iode, les sels de morphine, de quinine, l'huile de foie de morue, le seigle ergoté, substances dont l'efficacité n'est plus douteuse et qui ne faisaient pas partie des approvisionnements du service en 1830 ; mais elle n'a pas cru devoir introduire dans sa pharmacopée des médicaments d'une activité quelquefois funeste, tels que l'acide prussique, l'acide arsenieux.

MM. les médecins sont expressément invités à ne s'écarter *qu'exceptionnellement* des prescriptions magistrales indiquées dans la troisième partie de ce travail et même des doses renfermées dans les diverses formules ; le bien du service en dépend. Le service des bureaux de charité est plus compliqué que celui d'un hôpital et les moyens d'exécution sont loin d'être aussi complets.

Il est aussi convenable de rendre les prescriptions le plus simple possible et d'éviter de donner plusieurs médicaments au même malade : souvent celui-ci confond la manière de se servir de chacun d'eux, et il peut en résulter des erreurs graves ; d'autres fois, dans l'ignorance où il est, il hésite sur l'emploi de ces médicaments et il n'en fait pas usage : ce sont alors des dépenses sans résultat, sans utilité.

Il est une modification apportée dans le service qui promet de bons résultats : c'est la distribution dans les bureaux de charité des objets nécessaires aux pansements et des médicaments simples pour tisane. Les pauvres trouveront, sans un autre déplacement, plusieurs des substances qui leur ont été conseillées : les médecins pourront indiquer plus sûrement la manière de se servir de ces médicaments, et la comptabilité pharmaceutique sera simplifiée.

On a suivi dans toutes les divisions et dans tous les détails du formulaire la lettre alphabétique. A défaut de classification généralement adoptée, cette méthode a pour avantages de rendre les recherches plus faciles.

SÉANCE DU 9 SEPTEMBRE 1850.

L'ADMINISTRATION ARRÊTE :

1º Le *Nouveau Formulaire* ci-dessous transcrit, sera imprimé et adressé individuellement à MM. les médecins et pharmaciens attachés au service des secours à domicile de la ville de Lille, afin qu'ils s'y conforment, chacun en ce qui le concerne.

2

2° A dater du 1ᵉʳ octobre 1850, il ne sera employé dans le service des Bureaux de Charité, d'autres médicaments que ceux indiqués dans le Formulaire.

Les membres du Bureau de Bienfaisance :

BLOCQUEL, LARDINOIS-GOUDEMAN, DUJARDIN, V. CAZENEUVE, A. LONGHAYE, AL. VIRNOT.

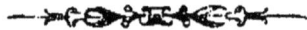

FORMULAIRE PHARMACEUTIQUE.

PREMIÈRE PARTIE.

CHAPITRE I.er

Médicaments simples.

A. — *Végétaux*.

Absinthe.
Amandes douces (en sorte)
Angélique (racines).
Belladone.
Calamus (racines).
Camomille romaine.
Canelle de Chine.
Centaurée (petite).
Chicorée sauvage.
Chiendent.
Cochléaria.
Consoude (grande).
Coquelicot.

Digitale. pourprée.
Fraisier (racines).
Garou.
Gentiane.
Grenadier.
Guimauve.
Houblon.
Ipécacuenha.
Jalap.
Lichen d'Islande.
Lin (farine et semences).
Mauve sauvage.
Menthe poivrée.

Mousse de Corse.
Moutarde noire (farine).
Noix vomique.
Oranger (feuilles et fl.)
Patience (rac.)
Pavot.
Quinquina jaune.
Ratanhia.
Réglisse.
Riz.
Romarin.

Roses de Provins.
Rhubarbe.
Safran.
Sauge.
Seigle ergoté.
Semen contra.
Séné.
Sureau (fleurs).
Tilleul (fleurs).
Valériane.

B. — *Sucs végétaux, produits de la fermentation,*
de la distillation des végétaux.

Alcool à 56° (1).
— à 84°
Aloës succotrin.
Assa fœtida.
Baume de Copahu.
Gomme arabique.
Goudron.
Huile d'œillette.
— de Ricin.

Manne en sorte.
Opium brut.
Poix blanche (de Bour-
gogne).
Sucre lumps.
Térébenthine.
Vinaigre blanc.
Vin ordinaire.

(1) Alcoomètre centigrade.

C. — *Animaux et leurs produits.*

Axonge.	Miel.
Cantharides.	Suif.
Cire jaune.	
Huile de foie de morue.	Sangsues.

CHAPITRE II.

D. — Médicaments composés, et composés chimiques.

Acides.

Acide acétique à 10°.
— azotique à 35°.
— chlorhydrique à 23° 25°.
— Sulfurique à 66°.
— Tartrique purifié.

Alumine.

Alun calciné.
Sulfate d'alumine et de potasse.

Ammoniaque liq. à 22°.

Antimoine.

Oxi-sulfure d'antimoine hydraté (kermès minéral).
Tartrate de potasse et d'antimoine (émétique).

3

Argent.

Azotate d'argent cristallisé.
—   fondu.

Calcium.

Chlorure d'oxide de calcium sec à 85°.

Camphre.

Camphre.

Cuivre.

Sulfate de cuivre.
Ether sulfurique à 60°.
— sulfurique alcoolisé (liq. d'Hoffmann).

Fer.

Sous-carbonate de fer hydraté.
Sulfate de fer.

Iode.

Iode.

Magnésium.

Carbonate de magnésie.
Sulfate de magnésie.

Mercure.

Azotate acide dé mercure.
Bichlorure de mercure (sublimé corrosif).
Bioxyde de mercure (précipité rouge).
Mercure métallique.
Proto-chlorure de mercure (calomel).
Proto-iodure de mercure.

Morphine.

Hydro-chlorate de morphine.

Plomb.

Acétate de plomb cristallisé.
Oxyde de plomb fondu.

Potassium.

Azotate de potasse (sel de nitre).
Bitartrate de potasse.
Carbonate de potasse.
Hydrate de potasse (pierre à cautère).
Iodure de potassium.
Oléo-margarate de potasse (savon vert).
Sulfure de potassium.

Quinine.

Sulfate de quinine.

Sodium.

Carbonate de soude.
Chlorure d'oxide de sodium (liq. de Labarraque).
Sulfate de soude (sel de Clauber).
Soufre sublimé.

Zinc.

Sulfate de zinc.

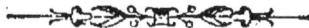

DEUXIÈME PARTIE.

E. — Médicaments officinaux (1).

—

Acétate d'ammoniaque.

Acides alcoolisés.

—

ACIDE NITRIQUE ALCOOLISÉ. .	{ alcool. .	3
	{ acide . .	1
ACIDE SULFURIQUE ALCOOLISÉ.	{ alcool. .	3
(EAU DE RABEL).	{ acide . .	1

Alcoolats.

—

ALCOOLAT DE COCHLÉARIA	{ cochléaria. .	9
	{ alcool à 81°.	6
ALCOOLAT DE MÉLISSE	{ mélisse . .	1
	{ alocol à 81°.	3

Alcoolés ou teintures.

—

ALCOOLÉ D'ABSINTHE	{ absinthe. . .	1
	{ alcool à 56°. .	5
ALCOOLÉ AROMATIQUE	{ esp. aromatique .	1
	{ alcool à 56°. .	9

---

(1) Pour les médicaments officinaux dont la composition n'est pas indiquée, le pharmacien aura recours au traité de pharmacie de M. Soubeiran.

| ALCOOLÉ DE CAMPHRE | { camphre . . . | 1 |
| | { alcool à 56°. . | 50 |

| ALCOOLÉ DE CANELLE . | { canelle . . . | 1 |
| | { alcool à 81°. . | 8 |

| ALCOOLÉ DE DIGITALE. | { digitale . . . | 1 |
| | { alcool à 86°. . | 5 |

6 gouttes contiennent 5 centigrammes de digitale.

| ALCOOLÉ D'OPIUM . . | { opium. . . . | 1 |
| | { alcool à 56°. . | 12 |

12 gouttes contiennent 5 centig. d'ext. d'opium.

| ALCOOLÉ DE GENTIANE. | { gentiane. . . | 1 |
| | { alcool à 56°. . | 5 |

| ALCOOLÉ D'IODE. . . | { iode . . . . | 1 |
| | { alcool rectifié. . | 12 |

15 gouttes contiennent 5 centig. d'iode.

| ALCOOLÉ DE JALAP. . | { jalap . . . . | 1 |
| | { alcool à 56° . | 5 |

6 gouttes contiennent 5 centigrammes de jalap.

Cérats.

Cérat de Galien.
— de Goulard.
— soufré.

Eaux.

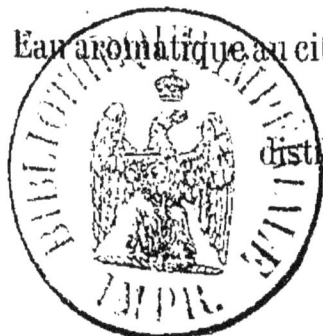

Eau aromatique au citron.	{ huile vol. de citron	1
	{ sucre	3
	{ alcool à 56° . .	3
	{ eau.	600

— distillée, simple.

3*

Eau de fleur d'oranger.
— de Menthe.
— de roses.

Emplâtres.

Emplâtre agglutinatif.
— de diachylum (sparadrap).
— mercuriel (de vigo).
— vésicatoire.
Toile vésicante.

Espèces.

Espèces aromatiques.
— pectorales.

Extraits.

Extrait de belladone.
— de gentiane.
— d'opium.
— de ratanhia.

Mellites.

Mellite de roses.
— simple.
— de vinaigre (oxymel).

Onguents.

Onguent basilicum.
— de la mère.
— mercuriel (simple et double).
— populeum.

Pommades.

Pommade anti-opthal. $\left\{\begin{array}{l}\text{précipité rouge 10 centig.}\\ \text{axonge . . 2 gr.}\end{array}\right.$

— épispastique aux canthar. $\left\{\begin{array}{l}\text{Cantharides . . 1}\\ \text{Onguent basilicum 8}\end{array}\right.$

— — au garou.

Poudres.

Poudre d'amidon.
- — de guimauve.
- — de réglisse.
- — vermifuge.

Savon anti-psorique $\left\{\begin{array}{ll}\text{potasse brute . } & \text{1 part.}\\ \text{soufre sublimé. } & \text{2 part.}\\ \text{savon vert . . } & \text{4 part.}\end{array}\right.$

Sirops.

Sirop d'ipecacuenha.
- — de nerprun.
- — d'opium (30 gr. pour 5 centigr. d'opium).
- — d'orgeat.
- — pectoral.
- — de rhubarbe et de chicorée composé.
- — simple.
- — tartrique.

Solutions aqueuses.

Sol de bi-chlorure de merc. (liq. de Van Swieten).
    (10 gr. contiennent 1 centigr. de sublimé.)
- — de chaux.

Sparadrap d'emplâtre de diachylum gommé.

Teinture alcoolique de noix vomique.

Noix vomiques. . . . . 100 gr.
Alcool à 85° . . . . 500 gr.
Faites macérer.

Teinture aromatique anti-cholérique.

Racines d'angélique. . . . ⎫
— de calamus. . . . ⎬ â â 100 gr.
— de gentiane. . . . ⎪
— d'inula campano . . ⎭
Genièvre . . . . 2000 gr.
Faites macérer huit jours et filtrer.

Vins médicinaux.

Vin aromatique.
— d'opium composé (laudanum de sydenham).
(20 gouttes contiennent 5 centigr. d'ext. d'opium.)

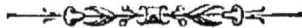

TROISIÈME PARTIE.

CHAPITRE I.er

F. — Médicaments magistraux.

BAINS.

—

Bains sulfureux.

No 1 Sulfure de potasse. . . . . . 50 gr.
No 2 Sulfure de potasse. . . . . . 90 gr.
No 3 — . . . . . 125 gr.

Ces doses différentes ont été adoptées pour les bains donnés aux enfants, aux femmes et aux hommes adultes. MM. les médecins pourront aussi y trouver de quoi satisfaire à toutes les indications thérapeutiques.

Cataplasmes.

Farine de graine de lin 125 ou 250 grammes.

(Avec 125 grammes de farine on peut faire trois cataplasmes assez épais de 20 centimètres carrés).

On peut rendre les cataplasmes résolutifs par l'addition d'alcool camphré, d'extrait de saturne ou de vinaigre.

CÉRAT.

—

Cérat opiacé.

Alcoolé d'extrait d'opium. . . . . . 2 gr.
Axonge . . . . 16 gr.

COLLUTOIRE.

Collutoire chlorydrique.

Acide chlorydrique. . . . . . . 2 gr.
Mellite simple . . . . 25 gr.

COLLYRES.

Collyre cuivreux.

Sulfate de cuivre . . . . . . 25 cent.
Eau . . . . 60 gr.

Collyre au nitrate d'argent.

Azotate d'argent cristallisé. . . . 5 cent.
Eau distillée. . . . . 30 gr.

Cette formule est susceptible de modification suivant l'état du malade, ou suivant l'effet qu'on veut produire.

Collyre opiacé.

Laudanum liquide . . . . . . 1 gr.
Eau commune . . . . 100 gr.

GARGARISMES.

Gargarisme anti-scorbutique.

Infusion amère. . . . . . . 200 gr.
Mellite simple . . . . 25 gr.
Alcoolat de cochléaria. . . . . 15 gr.

Garg. alumineux (astringent).

—

Alun. . . . . 4 gr.
Décoction d'orge . . . . . . 200 gr.

INJECTIONS INTESTINALES (LAVEMENT).

—

Injection intestinale purgative.

Feuille de séné . . . .⎫
Sulfate de soude . . . .⎬ ââ 15 gr.
Eau. . . . . 300 gr.

LINIMENTS.

—

Liniment ammoniacal (volatil).

Ammoniaque liquide à 22° . . . . 4 gr.
Huile d'œillettes . . . . . . 30 gr.

Liniment camphré.

Camphre. . . . . 4 gr.
Huiles d'œillettes . . . . . . 30 gr.

Liniment oléo-calcaire.

Eau de chaux . . . . 240 gr.
Huile d'olive . . . . 30 gr.

Agitez fortement, puis laissez reposer ; enlevez la partie qui surnagera et qui constitue le liniment-calcaire employé spécialement dans les brulûres.

Liniment opiacé-camphré.

Alcoolé d'opium. . . . . 4 gr.
Camphre. . . . . 2 gr.
Huile d'œillettes . . . . 30 gr.

Lotion camphrée.

Alcool camphré. . . . . 40 gr.
Eau commune . . . . 50 gr.

MIXTURES.

—

Mixture au calomel.

Calomel . . . . 1 décigr.
Miel . . . . 5 gr.

Mixture au seigle ergote.

Seigle ergoté. . . . . 60 cent.
Sirop simple. . . . . 30 gr.

Mixture contre les engelures.

Baume du Pérou liquide. . . . 7 gr.
Alcool. . . . . 60 gr.
Acide chlorydrique. . . . . . 1 gr.

Faites plusieurs fois par jour des embrocations sur les parties malades non ulcérées.

Pédiluve sinapisé.

Poudre de semences de moutarde . 60 gr.
Eau à 40°. . . . . q. s.

PILULES.

Dans les formules ci-dessous on a indiqué la dose des substances formant une pilule. MM. les médecins auront à indiquer le nombre de pilules qu'ils veulent prescrire.

Pilule d'aloës.

Aloës. . . . .   15 cent
Miel . . . .   q. s.
f. s. a. 1 pilule.

Pilule d'aloës composée.

Aloës . . . . }
Jalap . . . . } â â 5 cent.
Miel . . . .   q. s.
f. s. a. 1 pilule.

Pilule de digitale.

Digitale pourprée . . . . .   10 cent.
Miel . . . .   q. s.
f. s. a. 1 pilule.

Pilule d'extrait d'opium.

Extrait d'opium . . . . .   25 mil. 1/2 grain.
Miel . . . .   q. s.
f. s. a. 1 pilule.

Pilule de proto-iodure de mercure.

Proto-iodure de mercure. . . . .   2 cent.
Extrait d'opium . . . .   1 cent.
Extrait de gentiane . . . . . .   q. s.
f. s. a 1 pilule.

Pilule de sous-carbonate de fer.

Sous-carbonate de fer. . . . . . 10 cent.
Extrait de gentiane . . . . . . 5 cent.
Miel. . . . . q. s.
f. s. a. 1 pilule.

Pilule de sulfate de quinine.

Sulfate de quinine . . . . . . 10 cent.
Extrait de gentiane . . . . . . q. s.
f. s. a. 1 pilule.

Le sulfate de quinine pourra être délivré en poudre par paquets de cinq centigrammes.

Pilule de valériane.

Valériane . . . . 20 cent.
Miel. . . . . q. s.
f. s. a. 1 pilule.

POMMADES.
—

Pommade anti-ophthalmique.

Précipité rouge . . . . 10 cent.
Axonge. . . . . 2 gr.

Pommade émétisée (stibiée).

Émétique porphyrisé. . . . . . 1 gr.
Axonge. . . . . 4 gr.

Pommade ammoniacale de Gondret.

Ammoniaque à 25°. . . . . . . 2 gr.
Axonge. . . . . 1 gr.

Pommade de goudron.

Goudron . . . . 2 gr.
Axonge . . . . 8 gr.

Pommade iodurée.

Iodure de potassium préalablement
   dissous dans l'eau. . . . . . 2 gr.
Axonge. . . . . 30 gr.
Dose : 32 grammes.

Pommade iodurée-iodée.

Pommade iodurée. . . . . . . 32 gr.
Alcoolé d'iode. . . . . 4 gr.

Pommade mercurielle double.

Mercure . . . . ⎫ â â 15 gr.
Axonge. . . . . ⎭
Dose : 30 grammes.

Pommade mercurielle simple.

Pommade mercurielle. . . . . . 8 gr.
Axonge. . . . . 24 gr.

Pommade soufrée.

Soufre sublimé. . . . . 3 gr.
Cérat simple . . . . 12 gr.

POTIONS.

Potion cordiale, tonique.

Alcoolé de quinquina.	5 gr.
Eau de menthe	15 gr.
Sirop simple	25 gr.
Eau.	75 gr.

Potion émétisée.

Potion gommeuse	125 gr.
Émétique	10 c.

Potion émulsive.

Eau gommeuse	100 gr.
Sp. d'orgeat.	20 c.

Potion émulsive opiacée.

Potion émulsive	120 gr.
Alcoolé d'extrait d'opium. . . .	60 c.

Potion éthérée.

Potion gommeuse.	125 gr.
Éther sulfurique	1 gr.

Potion gommeuse.

Eau gommeuse.	100 gr.
Sp. de gomme.	20 gr.
Eau de fleurs d'oranges. . . .	3 gr.

Potion d'huile de foie de morue.

Huile de foie de morue	125 gr.

Potion iodurée-iodée.

Iodure de potassium . . . . . . 2 gr.
Alcoolé d'iode . . . . 2 gr.
Eau commune . . . . 125 gr

1 cuillerée à bouche en 24 heures dans un verre d'eau sucrée.

Cette potion peut remplacer avantageusement l'huile de foie de morue.

Potion opiacée.

Potion gommeuse. . . . . . . 125 gr.
Laudanum de Sydenham. . . . . 1 gr.

Potion purgative.

Feuille de séné. . . . . 8 gr.
Sulfate de soude . . . . 10 gr
Eau . . . . 100 gr.
Sp. de nerprun. . . . . 30 gr.

Potion à l'huile de ricin.

Huile de ricin . . . . 30 gr.
Sirop tartrique. . . . . 20 gr.
Eau gommeuse . . . . 50 gr.

Potion purgative drastique.

Teinture de jalap . . . . 15 gr.
Eau commune. . . . . 60 gr.
Sp. de nerprun. . . . . 30 gr.

Sirop purgatif pour les enfants.

Sirop de chicorée . . . . . } â â 15 gr.
Sirop de rhubarbe. . . . . }

Sirop vomitif pour les enfants.

Sirop d'ipécacuenha. . . . . 20 gr.
Tartre stibié . . . . 1 c.

SAVON ANTI-PSORIQUE.

Potasse brute. . . . . 10 gr.
Soufre sublimé . . . . 20 gr.
Savon vert . . . . 45 gr.

Employé en frictions, matin et soir, contre la gale.

*Solution de bi-chlorure de mercure (liqueur de
Van-Swiéten).*

Bi-chlorure de mercure. . . . . . . 5 c.
Alcool à 84° . . . . 5 gr.
Eau distillée. . . . . 45 gr.

(10 grammes contiennent 1 centig. de sublimé).

TEINTURES.

Teinture de digitale.

Teinture d'iode.

Teinture de noix vomique.

Teinture d'opium.

Ces diverses teintures peuvent être employées par goutte ou par petites doses, soit dans un véhicule désigné par le médecin, soit à l'extérieur en frictions.

TISANES.

—

Tisanes préparées par décoction.

Tisane amère.

Houblon . . . . 10 gr.
Eau. . . . . 1000 gr.

Décoction de lichen.

Lichen d'Islande. . . . . . . 30 gr.
Eau. . . . . 1000 gr.

Décoction vermifuge.

Mousse de Corse . . . . 15 gr.
Eau . . . . 250 gr.
Miel. . . . . 15 gr.

Décoction de racines de fraisier.

Racines de fraisier. . . . . . . 25 gr.
Eau. . . . . 1000 gr.
Mêmes doses pour les tisanes de chicorée, de patience et de ratanhia.

Tisane antiphlogistique.

Orgé mondé . . . . 15 gr.
Réglisse effilée . . . . 4 gr.
Eau. . . . . 1000 gr.

Eau gommeuse.

Gomme arabique. . . . . . . 40 gr.
Eau commune. . . . . 1000 gr.

Tisanes par infusion.

Infusion de tilleul.

Fleurs de tilleul.	10 gr.
Eau	1000 gr.

Infusion de feuilles d'oranger.

Feuilles d'oranger.	10 gr.
Eau	1000 gr.

Mêmes doses pour les infusions de sureau, de sauge, de semences de lin et de camomille.

Infusion pectorale.

Fleurs pectorales.	10 gr.
Réglisse effilée.	8 gr.
Eau.	1000 gr.

Tisanes préparées par solution.

Limonade sulfurique.

Acide sulfurique affaibli.	10 gr.
Sirop simple	60 gr.
Eau aromatique au citron.	20 gr.
Eau.	1000 gr.

Limonade tartrique.

Sirop tartrique	60 gr.
Eau aromatique au citron	20 gr.
Eau.	1000 gr.

Limonade vineuse.

Limonade tartrique.	1000 gr.
Vin rouge.	125 gr.

Tisane purgative.

Feuilles de séné .	15 gr.
Chicorée sauvage.	10 gr.
Sulfate de soude.	20 gr.
Eau aromatique de citron .	30 gr.
Eau.	1000 gr.

Nota. La partie médicamenteuse sera donnée dans les bureaux de Charité pour toutes les tisanes excepté pour les limonades, les tisanes édulcorées et la tisane purgative

Pour édulcorer les tisanes, on ajoutera, 30 grammes de sirop ou de miel. Dans ce cas, elles seront préparées par le pharmacien.

Les tisanes ne doivent être prescrites que pour remplir une indication thérapeutique. Lorsqu'elles sont miellées ou édulcorées, elles ne peuvent être accompagnées de potions. Elles peuvent, par exception, être prescrites dans la même formule pour deux jours.

VINS MÉDICINAUX.

Vin aromatique.

Alcoolé aromatique .	10 gr.
Vin rouge .	90 gr.

Pour l'usage externe.

Vin de gentiane.

Alcoolé de gentiane .	8 gr.
Vin rouge .	100 gr.

CHAPITRE II.

Agents mécaniques.

Bandages herniaires (1).   Pessaires.
Béquilles.   Plomb laminé.
Cuissarts.   Pois à cautères.
Éponges.   Sondes.
Guêtres.   Suspensoirs.
Jambes de bois.

CHAPITRE III.

Service spécial des bureaux de charité.

Camomille.   Houblon.
Chicorée.   Lichen.
Chiendent.   Orge mondé.
Consoude.   Racines de fraisier.
Fleurs de tilleul.   Réglisse ratissée.
Fleurs pectorales.   Semences de riz.

Objets de pansement.

Bandes . . . . { N° 1. N° 2.

— compresses, selon la grandeur. { N° 1. N° 2. N° 3.

(1) Ont droit seulement aux bandages, aux pessaires, aux guêtres, les pauvres aumônés par quinzaine.

Charpie.
Azotate d'argent fondu.
Emp. vésicatoire.
Cérat, simple.
Onguent basilicum.
— de la mère.
Pommade épispastique aux cantharides.
—. — au garou.
Sous-acitate de plomb liquide.
Sparadrap.
Vin aromatique.

Les Membres de la Commission :

V. CAZENEUVE, *président*, BRISSEZ, BREQUIN,
PUCELLE, BOULANGER, BINAUT, *secrétaire.*

Les membres du Bureau de Bienfaisance :

BLOCQUEL, LARDINOIS-GOUDEMAN,
DUJARDIN, V. CAZENEUVE, A.
LONGHAYE, AL. VIRNOT.

Vu et approuvé par nous, Préfet du Nord,

VAÏSSE.

Lille, le 20 septembre 1850.

TABLE DES MATIÈRES.

FIN.

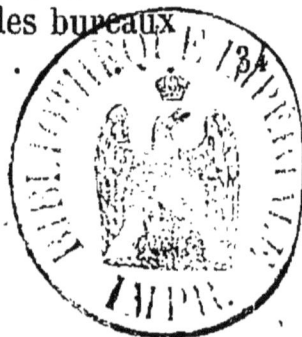

Wazemmes. Imp. de Horemans.

0

www.ingramcontent.com/pod-product-compliance
Lightning Source LLC
Chambersburg PA
CBHW060519210326
41520CB00015B/4240